BEI GRIN MACHT SICH IHR WISSEN BEZAHLT

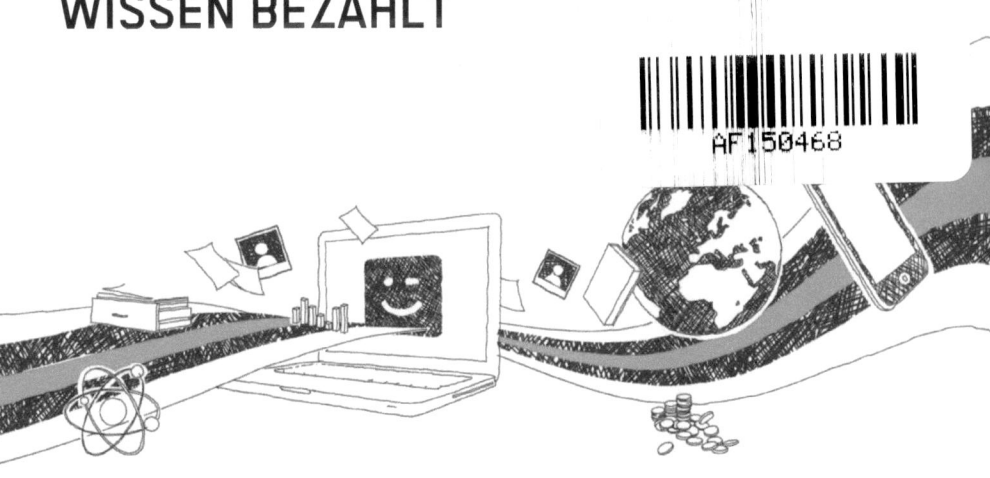

AF150468

- Wir veröffentlichen Ihre Hausarbeit,
  Bachelor- und Masterarbeit

- Ihr eigenes eBook und Buch -
  weltweit in allen wichtigen Shops

- Verdienen Sie an jedem Verkauf

Jetzt bei www.GRIN.com hochladen
und kostenlos publizieren

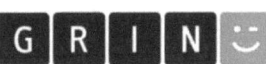

Jan H. Hauptmann

Die Bedeutung des Acoustic Voice Quality Index (AVQI) bei der Beurteilung der Stimmfunktion

GRIN Verlag

Bibliografische Information der Deutschen Nationalbibliothek:

Die Deutsche Bibliothek verzeichnet diese Publikation in der Deutschen National-
bibliografie; detaillierte bibliografische Daten sind im Internet über http://dnb.d-
nb.de/ abrufbar.

Dieses Werk sowie alle darin enthaltenen einzelnen Beiträge und Abbildungen
sind urheberrechtlich geschützt. Jede Verwertung, die nicht ausdrücklich vom
Urheberrechtsschutz zugelassen ist, bedarf der vorherigen Zustimmung des Verla-
ges. Das gilt insbesondere für Vervielfältigungen, Bearbeitungen, Übersetzungen,
Mikroverfilmungen, Auswertungen durch Datenbanken und für die Einspeicherung
und Verarbeitung in elektronische Systeme. Alle Rechte, auch die des auszugsweisen
Nachdrucks, der fotomechanischen Wiedergabe (einschließlich Mikrokopie) sowie
der Auswertung durch Datenbanken oder ähnliche Einrichtungen, vorbehalten.

Impressum:

Copyright © 2013 GRIN Verlag GmbH
Druck und Bindung: Books on Demand GmbH, Norderstedt Germany
ISBN: 978-3-656-53880-6

Dieses Buch bei GRIN:

http://www.grin.com/de/e-book/264227/die-bedeutung-des-acoustic-voice-quality-
index-avqi-bei-der-beurteilung

GRIN - Your knowledge has value

Der GRIN Verlag publiziert seit 1998 wissenschaftliche Arbeiten von Studenten, Hochschullehrern und anderen Akademikern als eBook und gedrucktes Buch. Die Verlagswebsite www.grin.com ist die ideale Plattform zur Veröffentlichung von Hausarbeiten, Abschlussarbeiten, wissenschaftlichen Aufsätzen, Dissertationen und Fachbüchern.

Besuchen Sie uns im Internet:

http://www.grin.com/

http://www.facebook.com/grincom

http://www.twitter.com/grin_com

1. Einleitung

In logopädischen Praxen wird nach heutigem Stand eine zumeist rein perzeptive Stimmdiagnostik mit Hilfe verschiedener Anamnese- und
Diagnostikbögen in zahlreichen Abwandlungen durchgeführt. Technische Mess-
geräte kommen dabei nur sehr vereinzelt zum Einsatz. In den meisten Fällen beschränken sich diese auf ein Keyboard, mit dessen Hilfe die Sprechstimmlage des
Patienten ermittelt werden kann und (seltener) ein Schalldruckmessgerät zur
Stimmfeldmessung. Bezüglich der Einschätzung des Heiserkeitsgrades hat das
japanische Komitee für Stimmfunktionsuntersuchungen im Jahre 1989 mit der
sog. GRBAS-Skala eine Einteilung in fünf Parameter vorgenommen (*grade,
rough, breathy, asthenic, strained*)[1]. Darauf basierend entstand noch im gleichen
Jahr die in Deutschland gebräuchliche RBH-Skala (*rau, behaucht, heiser*)[2]. Die
Skalen bieten eine hervorragende Möglichkeit der Perzeptionsobjektivierung.
Während ihre Einteilungen in drei, bzw. vier Bereiche eine einheitliche Termino-
logie zur Symptombeschreibung liefern, werden in beiden Skalen außerdem vier
Schweregrade unterschieden, die vom Wert 0 (*nicht vorhanden*) bis zum Wert 3
(*hochgradig vorhanden*) relativ genaue Angaben zur Ausprägung des jeweiligen
Symptoms ermöglichen. *Relativ* muss konstatiert werden, da differenzierte Wahr-
nehmungsfähigkeit und vor allen Dingen Erfahrung des Diagnostikers unabding-
bare Voraussetzungen für eine valide Verwendung sind. Tatsächlich gilt aber die
subjektive Einschätzung des erfahrenen Praktikers aktuell als Goldstandard bei
der Dysphoniediagnostik[3]. Dies ist ein Umstand, der auf Kritik stößt, denn Stimmfunktionsuntersuchungen sollten – unabhängig vom Diagnostiker – objektiv und
reproduzierbar sein[4].

Die vorliegende Arbeit wird unter Berücksichtigung rezenter Studien sowie aktuell gebräuchlicher Messverfahren und Analysemethoden ein neues objek-

---

[1] vgl. BÖHME, Gerhard. *Sprach-, Sprech-, Stimm- und Schluckstörungen.* Band 1: Klinik. Stuttgart:
Fischer, 2003: 157.
[2] WENDLER, Jürgen et al. *Hoarse Voices – On the Reliability of Acoustic and Auditory Classifications.* in: Proceeding 20th Congress IALP. Vol. 4 (1976). Tokyo: 438 f.
[3] MARYN, Youri et al. *Toward Improved Ecological Validity in the Acoustic Measurement of
Overall Voice Quality: Combining Continuous Speech and Sustained Vowels.* in: Journal of Voice,
Vol. 24, No. 5 (2010): 540.
[4] NAWKA, Tadeus et al. *Objektive Messverfahren in der Stimmdiagnostik.* in: Forum Logopädie.
Vol. 4, No. 30 (2006): 14.

tives Verfahren zur Messung der Stimmqualität vorstellen und dessen Bedeutung bei der Beurteilung der Stimmfunktion aufzeigen. Dabei werden Stärken des so genannten *Acoustic Voice Quality Index (AVQI)* herausgestellt und mögliche Mängel kritisch beleuchtet.

2. AVQI – alltagsrelevant und multiparametrisch

Forderungen nach objektiven computergestützten Messverfahren zur Stimmanalyse sind nicht unberücksichtigt geblieben. In den vergangenen Jahren haben sich verschiedene Computerprogramme etabliert, die akustische Stimmparameter erfassen und berechnen. Einfachere Verfahren messen leicht objektivierbare Faktoren wie Tonhaltedauer, Sprechstimmlage oder Stimmfeld, während komplexere Analysen auch Geräuschanteile im Stimmklang oder das Formantenspektrum der Stimme auswerten[5]. Ein in Deutschland gebräuchliches kommerzielles Analyseprogramm ist *lingWAVES,* doch sind auch kostengünstige Verfahren auf der Basis von Open Source-Projekten erhältlich. Die Open Source-Software *Praat* wurde am Institut für Phonetik an der Universität Amesterdam entwickelt und wird zu Diagnostik- und Forschungszwecken angewandt. Im Vergleich zu anderen quelloffenen Softwareprojekten wie *Audacity* oder *Wave-Surfer* ist *Praat* als linguistisches Tool weit verbreitet[6].

So werden auch die Parameter für die Berechnung des *Acoustic Voice Quality Index (AVQI)* mit Hilfe von *Praat* und einem weiteren Programm Namens *Speech Tool* (beide kostenlos erhältlich) erhoben und ausgewertet. Vorteile des Verfahrens werden u.a. in dieser kostengünstigen Anwendung gesehen; weiterhin auch in seiner Einfachheit und schnellen klinischen Durchführung[7].

Wichtiger als (zeit)ökonomische Faktoren erscheinen indes zwei andere Aspekte, die eine mögliche Überlegenheit gegenüber einfacheren computergestützten Verfahren begründen könnten: Der *AVQI* ist der erste Index, der nicht

---

[5] HAMMER, Sabine. *Stimmtherapie mit Erwachsenen. Was Stimmtherapeuten wissen sollten.* 5. Auflage. Berlin/Heidelberg/New York: Springer, 2012: 142.
[6] MINNEMA, Winfried et al. *Objektive computergestützte Stimmanalyse mit „Praat".* in: Forum Logopädie, Vol. 4, No. 22 (2008): 24.
[7] BARSTIES, B. et al. *Der Acoustic Voice Quality Index in Deutsch. Ein Messverfahren zur allgemeinen Stimmqualität.* in: HNO. Vol. 60, No. 8 (2012): 715.

allein die gehaltene Phonation eines einzelnen Lautes, sondern überdies auch die fortlaufende Sprache des Probanden oder Patienten berücksichtigt[8]. Für eine elektronische Messung ist dies insofern von Bedeutung, als glottale oder supraglottische Mechanismen in einem einzelnen Laut (zumeist im Vokal /a/) nicht geräuschvoll in Erscheinung treten könnten. Prosodie, Betonungen, Pausen, schnelle Stimmansätze- oder Abbrüche blieben gänzlich unberücksichtigt, während für die Feststellung von Frequenz- oder periodischen Störungen (Perturbationen) mehrere Referenzpunkte benötigt werden, die die Untersuchung eines einzelnen Lautes nicht präzise genug ermöglichte[9]. Somit könnte sich der *AVQI* bezüglich seiner Alltagsrelevanz als ein sehr nützliches Konstrukt erweisen.

Ein weiteres Alleinstellungsmerkmal des *AVQI* könnte die spezifische Zusammensetzung von sechs Analysefaktoren sein. Die perzeptiv-akustische Klanganalyse eines geschulten menschlichen Hörers gilt, neben dem oben genannten Aspekt der Alltagsrelevanz, nicht zuletzt deshalb als Goldstandard logopädischer Diagnostik, weil er äußerst differenziert unterschiedlichste Nuancen der pathologischen Stimme detektieren kann. In maschineller Auswertung ist dies keineswegs selbstverständlich, denn der Gesamteindruck der menschlichen Stimme ist höchst komplex und multidimensional. Somit ist hinsichtlich einer maschinellen Analyse stets zu fragen (und idealerweise zu klären), welche Stimmparameter denn als hinreichend aussagekräftig gelten können, um Grenzen zwischen Norm und Pathologie valide ziehen zu können.

Im Folgenden soll auf mögliche Parameter und einen bereits bestehenden, gut etablierten Index der maschinellen Stimmfunktionsmessung eingegangen werden, um schon länger angewandte Verfahren in Bezug zu den im *AVQI* erhobenen Werten, wie auch zum Index selbst, setzen zu können.

---

[8] ebenda.
[9] MARYN, 2010: 540.

3. Parameter akustischer Stimmanalyse

Computergestützt erfassbare Bereiche der Stimmanalyse sind die Stimm-feldmessung, die Heiserkeitsanalyse und die Spektralanalyse. Dabei ist bemer-kenswert, dass etwa MARYN et al. in einer Metaanalyse aus einer Fülle von 69 messbaren Parametern nur einen geringen Bruchteil an tatsächlich relevanten Ein-flussgrößen dingfest machen konnten[10]. Erläutert werden zunächst die nach in Deutschland herrschender Meinung relevanten Größen in Anlehnung an HAMMER, 2012.

3.1. Stimmfeldmessung

Die Stimmfeldmessung wird als sog. Phonetogramm in Tonhöhe (*Pitch*) und Lautstärke (*Sound Pressure Level, SPL*) erhoben. Das maschinell er-hobene Stimmfeld ist der einzige Bereich der Stimmanalyse, die in ihrer Erhebung genau dem klassischen Vorgehen gleicht.

3.2. Heiserkeitsanalyse

Heiserkeit ist definiert als der Geräuschanteil im Stimmklang[11]. Parameter der Heiserkeit sind ebenso multidimensional wie ihre Genese. Akustisch wird nach einem durch Luftreibung ausgelöstem Rauschen gesucht, das durch aperiodi-sche Anteile im Schall verursacht ist. Ist die Heiserkeit rau, schwingen die Stimm-lippen irregulär; ist sie verhaucht, entstehen z.B. reibende Luftströmungen an Engstellen jeglicher Art (intra- oder supraglottal). Geräuschanteile werden darge-stellt durch die *Signal to Voice Ratio* (*SNR*, Geräuschanteil im Schallsignal) oder die *Harmonic to Noise Ratio* (*HNR*, Verhältnis der harmonischen und nicht-harmonischen Anteile im Schall, bzw. Klang zu Geräusch). Die *Glottal-to-Noise Excitation Ratio* (*GNE*) stellt das Verhältnis von Stimmlippenschwingungen zu Turbulenzen dar und scheint somit geeignet zur Messung der Behauchtheit.

In den Schwingungsperioden, die durch die Bewegung der Stimmlippen entstehen, können Perturbationen als Abweichungen von der Periodizität der re-gelmäßigen Schwingung beobachtet werden. Abweichungen dieser Art betreffen

---

[10] MARYN, Youri et al. *Acoustic Measurement of Overall Voice Quality: A Meta-Analysis.* in: The Journal of the Acoustical Society of America. Vol. 126, No. 5 (2009): 2620 ff.
[11] ebenda.

den Rauhigkeitsgrad der Stimme, wobei Jitter als Index für Abweichungen in der Grundfrequenz und Shimmer als Abweichung von der Lautstärke (Amplitude) gilt. Ist die Schwingungsperiode anderweitig deformiert, kann eine Periodenkorrelation solche Störungen im akustischen Signal anzeigen.

3.3. Spektralanalyse

Darstellungen des Klangspektrums zeigen einen etwaigen Resonanzverlust und ggf. auch Geräuschanteile auf. Abgetragen wird das Verhältnis Zeit (X) zu Frequenz (Y). Formanten werden sichtbar und können farblich hervor gehoben werden.

4. Zur Objektivität stimmdiagnostischer Parameter

Bezüglich der Objektivität oben vorgestellter Parameter herrscht Uneinigkeit. Sämtliche genannte Parameter können – individuell betrachtet – wertlos sein. Perturbationsparameter sind bisweilen im hörbaren Stimmsignal unauffällig, so dass eine positive Messung eben kein notwendiges Indiz für tatsächlich relevante Abweichungen darstellt[12]. Auch Veränderungen der *Jitter*- und *Shimmer*-Werte verweisen nicht zwingend auf eine Pathologie, sondern können physiologische Ursachen in Veränderungen des Vokaltrakts haben, und bei der Spektralanalyse sind Vergleiche nur möglich, wenn exakt die gleichen Messbedingungen in Hard- und Software (inklusive Soundkarte, Peripheriegeräte, etc.) vorlagen, so dass praktisch alle zurück gelieferten Werte relativ und nur in Bezug auf einen Patienten zu betrachten sind[13]. BROCKMANN-BAUSER verweist in einer aktuellen Literaturanalyse außerdem auf die oft vernachlässigten Faktoren Geschlecht, individuelle Sprechlautstärke und mittlere Sprechstimmlage:

> Bei „leiser" Phonation kann bei gesunden Männern der Shimmer-Wert 8-Mal und bei Frauen 12-mal höher als bei subjektiv „lauter" Vokalphonation sein. (...)
>
> Es wäre (...) möglich, dass Frauen einen höheren Jitter und Shimmer haben, weil sie signifikant leiser sprechen. (...)
>
> Darüber hinaus haben (...) Unterschiede zwischen Probanden sowie unerklärbare (zufällige) Unterschiede eine erhebliche Auswirkung. Dies zeigt, dass bisher noch nicht umfas-

---

[12] HAMMER, 2012: 143.
[13] HAMMER, 2012: 144.

send verstanden ist, was die akustischen Parameter Jitter und Shimmer bei gesunden Erwachsenen beeinflussen kann.

(BROCKMANN-BAUSER, 2013: 8 f.)

Mithin ist ein sorgsamer Umgang mit den erhobenen Daten, wie auch mit der Datenerhebung selbst vonnöten. BROCKMANN-BAUSER schlägt eine möglichst umfassende Erhebung von Normwerten für sämtliche die Messung tatsächlich oder möglicherweise beeinträchtigende Faktoren vor. Dies ist jedoch teilweise bereits erfolgt – z.b. für die Datenerfassung u.a. von NAWKA et al. (mit dem Computerprogramm *lingWaves*)[14]. Jede seriöse Studie sollte sich folglich an den bestehenden Normen zur Durchführung einer verlässlichen Datenerhebung orientieren und aufgrund möglicher nicht vorhersagbarer Messungenauigkeiten hochgradig heisere Stimmen weitgehend aussparen[15]. Der sehr sinnvolle, längst gebräuchliche und in der Literaturanalyse von BROCKMANN-BAUSER erstaunlicherweise völlig unberücksichtigt gebliebener Lösungsansatz zur Überwindung geschilderter Ungenauigkeiten ist jedoch eben die Kopplung störanfälliger Einzelparameter in Indizes, wie u.a. es im *AVQI* geschieht.

Ein bereits gut etablierter und für die *AVQI*-Studien relevanter objektiver Index ist der 1997 in den Niederlanden von WUYST et al. entwickelte *Dysphonia Severety Index* (*DSI*), bestehend aus vier Komponenten, deren Gewichtung in einer Studie aus dem Jahre 2000 an 387 Probanden für aussagekräftig befunden wurde[16]. Dabei überzeugt die relativ hohe Stichprobe nicht weniger als die Tatsache, dass für den *DSI* (wiederum entgegen der Einwände BROCKMAN-BAUSERS) Universalität auch in Bezug auf den Faktor Geschlecht angenommen werden kann:

> Obwohl sich viele Werte der stimmlichen Parameter bei Mann und Frau deutlich unterscheiden, ist der DSI *nicht* geschlechtsspezifisch. Er enthält zwei Komponenten (die höchste Grundfrequenz und MPT), die in Abhängigkeit vom Geschlecht des Patienten unterschiedliche Norm- und Durchschnittswerte aufweisen, die sich jedoch *in ihrer Wirkung auf den DSI-Wert gegenseitig neutralisieren.*
>
> (NAWKA et al., 2006: 19, Hervorhebungen: JH)

---

[14] NAWKA et al., 2006: 15.
[15] BROCKMANN-BAUSER, 2013: 10.
[16] vgl. WUYST, F. L. et al. *The Dysphonia Severity Index: An Objective Measure of Vocal Quality Based on a Multiparameter approach.* in: Journal of Speech, Language, and Hearing Research. Vol. 43, Pt. 3 (2000): 796 ff.

Diese Feststellung NAWKAS et al. mag zugleich veranschaulichen, dass jegliche objektive Messung stimmlicher Parameter nur dann sinnvoll erscheint, wenn sie in einem weiteren Analyseschritt auch adäquat interpretiert wird. Will man eine solche Interpretation nun nicht abermals dem Verdacht der Beliebigkeit aussetzen, ist die Zusammenstellung mehrere Parameter in Indizes eine geradezu zwingende Voraussetzung zur Automatisierung objektiver Stimmprüfungen.

Bemerkenswert ist, dass die Bezugsgrößen für die Evaluation des *DSI* sowohl aus perzeptiv-diagnostischen Einschätzungen erfahrener Diagnostiker, als auch aus einer Selbstevaluation der Patienten zusammengesetzt waren. Der Einbezug des im Jahre 2003 für den deutschen Sprachraum validierten subjektiven *Voice Handycap Index*[17] als Referenzgröße einer objektiven Datenauswertung gemessener Stimmparameter wird damit der Tatsache gerecht, dass Stimmqualität mehr ist, als das, was etwa eine Videostroboskpopie als wohl verlässlichste objektive Untersuchungsmethode zum Vorschein bringt. In einer solch universalen Aussagekraft für organische ebenso wie funktionelle Genesen liegt die große Chance ausgewogen zusammengestellter Indizes als objektives Instrument der Stimmqualitätsbeurteilung, woraus sich die nächste Fragestellung ergibt: Ist der *AVQI* in seiner spezifischen Zusammenstellung hinreichend valide, allgemein gültige Aussagen über das komplexe Phänomen der Stimmqualität zu machen?

5. Zusammensetzung des *AVQI*

In den vorangegangenen Abschnitten konnte aufgezeigt werden, weshalb die Erfassung einer (willkürlichen) reichen Fülle von Parametern zur Grenzziehung zwischen Norm und Pathologie nicht ausreicht. Da die Güte der Indizes ganz entscheidend von Auswahl und Interpretation der erhobenen Werte abhängt, ist nun zu fragen, inwieweit der neue Index für die Untersuchung fortlaufender Sprache in seiner spezifischen Zusammenstellung sinnvoll ist. Die akustischen Parameter können im Rahmen dieser Arbeit leider nicht individuell untersucht werden, doch soll zumindest kurz auf Schwerpunkte und Besonderheiten der erfassten Daten eingegangen werden.

---

[17] zum *Voice Handicap Index* als Instrument der Selbsteinschätzung durch Betroffene vgl. HAMMER, 2012: 138.

Die *AVQI-Parameter* bestehen aus der *HNR*, zwei *Shimmer*-Werten, zwei Spektralanalysen (*slope* und *tilt*) und der sog. (*smoothed*) *cepstral peak prominence* (*CPP*). *Shimmer*, *HNR* und Spektralanalysen wurden als gut etablierte Werte der Stimmanalyse an dieser Stelle bereits vorgestellt. Der sehr vielversprechende Zusatzparameter *CPP* wurde 2003 in einem Artikel von HEMAN-ACKAH et al. in *The Annals of Otology, Rhinology and Laryngology* als ein den üblichen Parametern *Jitter, Shimmer* und *HNR* überlegener Messwert vorgestellt[18]. Untersucht man eine Schwingung im Hinblick auf die darin vorkommende Sinus-Frequenz, erhält man zunächst das Spektrum. Die Kurve der vorkommenden Frequenzen muss in Bezug auf die menschliche Stimme allerdings wiederum als komplexe Schwingung gedacht werden, die abermals in Sinuswellen verschiedener Amplitude zerlegbar ist. Durch eine weitere Fourier-Transformation wird eine Abbildung erreicht, die im komplexen Stimmphänomen mit seinen Frequenzüberlagerungen noch genauere Aussagen über physiologische und pathologische Anteile ermöglicht. Die Abszisse der sich nach der Fourier-Analyse ergebenden Kurve ist wieder die Zeit, und das neue „*Spektrum*" wird zur besseren Unterscheidung mit dem von engl. *spectrum* abgeleiteten Kunstwort *Cepstrum* bezeichnet, woraus sich der Name der neu berechneten Spektraldarstellung, *Cepstral Peak Prominence* ergibt. Die *CPP* trägt also der Komplexität der menschlichen Stimme in besonderer Weise Rechnung, könnte somit geeignet sein, die von BROCKMANN-BAUSER geäußerten Bedenken zu relativieren, und ist überdies auch für andere Autoren ein vielversprechender diagnostischer Wert

> Aside from smoothed cepstral peak prominence (CPPs) and pitch amplitude, most of the other acoustic measures showed only moderate to very weak correlations with perceptual ratings of overall voice quality.
>
> (MARYN et al., 2010: 541)

Ohne nähere Berücksichtigung individueller Werte soll nun jedoch die Korrelation des *AVQI* als Index aus den vorgestellten Parametern betrachtet werden.

---

[18] HEMAN-ACKAH, YOLANDA D. *Cepstral Peak Prominence: A More Reliable Measure of Dysphonia.* in: The Annals of Otology, Rhinology and Laryngology. Vol. 112, No. 4 (2003): 324 f.

6. Studien zum *AVQI*

Zwischenzeitlich wurden diverse Studien zum *AVQI* veröffentlicht, darunter auch explizit für den pädiatrischen Bereich[19]. Die vorliegende Arbeit möchte sich jedoch auf zwei Untersuchungen beschränken, die sich allgemein mit Fragen der Bedeutung und Aussagekraft des *AVQI* beschäftigen. Somit wird zwar der pädiatrische Bereich ausgeklammert, doch immerhin noch eine Aussage zu einer möglichen cross-lingualen Verwendbarkeit des Index getroffen, denn die zu behandelnden Studien wurden in unterschiedlichen Sprachräumen (niederländisch und deutsch) durchgeführt.

6.1. MARYN et al. (2010)

In der Studie von Maryn et al. (2010) wurden im belgischen Sint-Jan Krankenhaus Bruges über einen 2-Jahres-Zeitraum 22 stimmlich unauffällige und 229 auffällige Patienten einbezogen. 149 Patienten waren weiblich, 79 männlich (bei den stimmlich unauffälligen Patienten: 19 weiblich, 3 männlich). Die Altersspanne lag zwischen 8 und 58 Jahren, das Durchschnittsalter betrug 38,9 Jahre[20]. Die Probanden wurden mit Hilfe des *Dysphonia Severety Index* und des *Voice Handicap Index* klassifiziert. In der Untersuchung sollte der Vokal /a/ mindestens für die Dauer von 5 Sekunden in angenehmer Tonhöhe und Lautstärke gehalten sowie ein vorgegebener, phonetisch ausgewogener Text vorgesprochen werden (dessen erste beiden Sätze ausgewertet wurden). Bei den übrigen Spezifikationen in Bezug auf die Aufnahme, den Raum und die verwendete Hard- und Software (*Praat*) berücksichtigten MARYN et al. stets normierte Werte aus vorhergehenden Untersuchungen[21]. Die geglättete CPP wurde in *Speech Tool* erstellt und das Ergebnis in die *Praat*-Analyse eingearbeitet.

Fünf erfahrene Therapeuten im Alter von 27 bis 59 Jahren (2 weiblich, 3 männlich), die zuvor noch eine zusätzliche Schulung zur Einschätzung von Stimmstörungen absolviert hatten, sollten innerhalb von 5 Stunden (mit je 15-Minuten-Pausen nach 45 Minuten) mittels der GRBAS-Skala bewährte Bewer-

---

[19] vgl. REYNOLDS, Victoria. *Objective Assessment of Pediatric Voice Disorders With the Acoustic Voice Quality Index*. in: Journal of Voice. Vol. 26, No. 5 (2012): 672.e1-672.e7.
[20] alle Daten aus: MARYN et al., 2010: 543 f.
[21] vgl. MARYN et al., 2010: 544.

tungen zum Dysphoniegrad vornehmen. Zur Feinjustierung des Gehörs wurden zunächst physiologische Stimmen eingespielt, die als Referenzgröße dienen und die Zuverlässigkeit der Hörer sicherstellen sollten. Für die Untersuchung wurde bei allen Therapeuten der *overall grade* (G) der anerkannten Skala ausgewertet. Um Beeinflussungen durch die Reihenfolge der gehörten Stimmen abzuwenden, wurden 25 zufällig ausgewählte Beispiele (d.i. 10% der Probandenstimmen) im Anschluss ein weiteres Mal eingespielt und erneut bewertet.

Ferner ließen die Untersucher den *overall grade* G aller Hörer mit dem Wert des *AVQI* korrelieren, wobei der *Cutoff*-Wert in Bezug auf *Spezifität* und *Sensitivität* des *AVQI* bestimmt werden musste. Während *Sensitivität* den korrekt positiven Ausschlag des Tests bei pathologischen Stimmen erfasst, weist die *Spezifität* auf die korrekt negative (= „gesunde") Bestimmung physiologischer Stimmen. Die verwendete statistische Methode war die Erstellung einer Grenzwertoptimierungskurve (*Receiver Operating Characteristic Curve*), in der verschiedene *Cutoff*-Punkte durch den Untersucher festgelegt werden, um jeweils *Sensitivität* und *Spezifität* nach Abtragung bestimmen zu können. Im Verhältnis *Sensitivität* (Ordinate) über *Spezifität* (Abszisse) wird mit der Krümmung der Kurve im Optimalfall die oberste linke Ecke des Graphen erreicht und im schlechtesten Fall eine lineare Abbildung von unten links nach oben rechts zu sehen sein (an jedem *Cutoff*-Punkt sind die Werte für *Spezifität* und *Sensitivität* genau gleich).

Bei der Korrelation wurde die Bewertung als physiologische Stimme erst dann angenommen, wenn tatsächlich sämtliche Hörer darin übereinstimmten, dass keine Unreinheiten zu vernehmen seien (G=0)[22]. Somit reichte bereits eine Bewertung G>0 aus, um die Stimme des Patienten als *dysphon* zu klassifizieren. Die Berechnung der Fläche unterhalb der entstehenden Kurve (*Area under ROC*) liefert einen Wert zwischen 1 (optimale Unterscheidung) und 0,5 (reiner Zufall).

Zusätzlich zur Grenzwertoptimierungskurve wurden *Spezifitäts*- und *Sensitivitätsparameter* einem *Likelihood-Quotienten-Test* unterworfen, der ebenfalls für bestimmte *Cutoff*-Werte Aussagen über das Verhältnis zwischen korrekt pathologischer Klassifizierung und korrekt physiologischer Klassifizierung ermöglicht[23].

---

[22] vgl. MARYN et al., 2010: 546.
[23] Vgl. MARYN et al., 2010: 546.

Der Berechnung einer *ROC*-Kurve kommt jedoch insofern eine wichtigere Bedeutung zu, als über ihre Auswertung ein optimaler *Cutoff*-Wert dingfest gemacht werden kann, an dem der *AVQI* optimal diskriminiert, also mit gut vertretbarer *Spezifität* und *Sensitivität* (während der *Likelihood-Quotienten-Test* beide Parameter miteinander verrechnet und somit keinen solchen Wert zurück geben kann).

In der Testauswertung bei MARYN et al. wurden u.a. sämtliche Einzelparameter des *AVQI* mit der Einschätzung des Dysphoniegrads menschlicher Bewertungen korreliert. Da die vorliegende Arbeit nur den Index als Ganzes berücksichtigen möchte, sei lediglich darauf hingewiesen, dass der noch wenig bekannte (geglättete) *CPP*-Parameter mit 0.71 in der Tat am höchsten mit den menschlichen Einschätzungen (G) korreliert (gegenüber *HNR*: 0.68, alle weiteren geringer).

Der *AVQI* als Ganzes korrelierte in der hier vorgestellten Untersuchung gar mit 0.78 und kann in diesem Sinne als guter Prädikator für den Dysphoniegrad gelten[24].

Die diagnostische Genauigkeit des *AVQI*, angegeben aus der Berechnung oben erläuterter Fläche unter *ROC*, betrug 0.895, was auf eine ordentliche Aussagekraft schließen lässt[25]. Aus den Verhältnissen in der Kurve lässt sich der bestmögliche *Cutoff*-Wert bestimmen, welcher wohl mit 2.95 anzugeben ist. In diesem Falle liegen die Sensitivität des *AVQI* bei 74% und die Spezifität gar bei 96%. Ein alternativ angegebener Wert von 2.36 liefert zwar mit 91% eine überzeugendere Quote für die Sensitivität, ist aber mit 59% Spezifität nicht ausgewogen genug[26].

Ein bislang noch unberücksichtigter, aber gleichwohl für die Studie hoch bedeutsamer Faktor, ist zuletzt die sog. *interrater reliability*, also die Korrelationen der Übereinstimmungen zwischen den menschlichen Bewertungen des Dysphoniegrades als Referenz der Untersuchung, die anhand von 10% der Einspielungen nochmals vorgenommen wurde. Leider können diese Korrelationen in der Untersuchung aus dem Jahre 2010 nicht überzeugen. Bei einem Mittel von 0.61, aber einer sehr weiten Bandbreite zwischen 0.51 und 0.73 ist die Verläss-

---

[24] MARYN et al., 2010: 550.
[25] MARYN et al., 2010: 548.
[26] MARYN et al., 2010: 548.

lichkeit, wie MARYN et al. treffend anmerken allenfalls „fair to moderate"[27]. Ruft man sich in Erinnerung, dass die Zahlen wiederum auf den Einschätzungen von nur fünf als „erfahren" geltenden Therapeuten beruht, ist sie möglicherweise noch kritischer zu betrachten.

6.2. BARSTIES et al. (2012)

Die Studien von BARSTIES und MARYN aus dem Jahr 2012 strebte eine Normierung des *AVQI* für den deutschen Sprachraum an und möchte den Index zugleich auf seine cross-linguale Tauglichkeit hin überprüfen. Die Probandensuche dieser Studie erfolgte in sechs verschiedenen deutschen logopädischen Einrichtungen in Aachen, Köln und Düsseldorf. Von den 61 deutschen Probanden waren 39 weiblichen und 22 männlichen Geschlechts. Das durchschnittliche Alter der Männer war mit 36,2 Jahren unbedeutend höher als das der Frauen mit 34 Jahren. Die Patienten wiesen außerdem unterschiedliche Pathologien und Schweregrade auf. Auch gesunde Probanden wurden in die Untersuchung einbezogen. Anders als BROCKMANN-BAUSER gingen BARSTIES et al. davon aus, dass „die Beurteilung der Heiserkeit geschlechts- und altersunabhängig [sei]" und achteten insoweit lediglich auf die Lesefähigkeit ihrer über fünfjährigen Probanden[28].

Jeder Proband wurde gebeten, zunächst ein /a/ für die Dauer von 6 Sekunden zu halten und sodann den phonetisch ausbalancierten Text *Der Nordwind und die Sonne* in komfortabler Tonhöhe und Lautstärke vorzulesen. Die ersten 14 Wörter des Textes und 3 Sekunden im Mittelteil des gehaltenen /a/ wurden elektronisch in *Praat* ausgewertet. Die geglättete CPP wurde abermals in *Speech Tool* erstellt und das Ergebnis in die *Praat*-Analyse eingearbeitet.

Für die Perzeptionsdiagnostik standen in dieser Untersuchung 9 erfahrene Logopädinnen und 3 erfahrene Logopäden zur Verfügung, die allesamt auf dem Gebiet der Stimmstörungen spezialisiert waren[29]. Umwelt-, Soft- und Hardwarebedingungen wurden entsprechend 6.1. eingehalten und im Artikel offen gelegt. Die Perzeptionsdiagnostik erfolgte, anders als bei MARYN et al. (2010), mit der in Deutschland üblichen 4-Punkt-*RBH*-Skala (wie in der Einleitung dargelegt), doch

---

[27] MARYN et al., 2010: 547.
[28] BARSTIES et al., 2012: 716.
[29] alle Daten aus: BARSTIES, 2012: 716.

ist die Verwendung einer abweichenden Perzeptionsskala für den Vergleich der Untersuchungen unbedeutend, da der ausgewertete *overall grade* G aus 6.1. exakt der Heiserkeit H in der deutschen Skala entspricht und nur H analog korreliert wurde. Wiederum wurden die Stimmen randomisiert eingespielt und mussten in einem Mittelwert von den erfahrenen Diagnostikern bestimmt werden. Aus den H-Graden der Perzeptionsdiagnostik wurde zur weiteren Verwendung wiederum ein Mittelwert für jede Stimmprobe gebildet. Auch kamen abermals sog. *Anker-stimmen* zum Einsatz, also analog 6.1., gesunde Stimmen, die am Anfang und nach jedem 20. Stimmsignal vorgespielt wurden, mit der Zielsetzung, Beeinflussungen durch eine lange Folge pathologischer Stimmen und Gewöhnungseffekte zu vermeiden.

Bei der Interbeurteilerzuverlässigkeit, der wohl größten Schwachstelle in MARYNs Untersuchung aus dem Jahre 2010, entschieden sich BARSTIES und MARYN für ein doppeltes Verfahren. Der durchgeführte *Kappa*-Test (*Cohens Kappa*) sollte „eine mindestens durchschnittliche moderate Genauigkeit zwischen den Beurteilern" aufweisen (>0.41)[30]. Drei Beurteiler schieden aus[31]. Zweites wurde der *Interclass Correlation Coefficient* (*ICC*) gebildet, bei dem ebenfalls ein empfohlener Richtwert von 0.75 als Mindestanforderung angegeben wird. Vier weitere Beurteiler schieden aus, sodass im Ergebnis nur noch fünf aus ursprünglich 12 Beurteilern für die Studie übrig blieben[32]. Dessen perzeptive Angaben aus 61 eingespielten Stimmen wurden gemittelt und mit dem *AVQI* korreliert (*Spear-man*-Korrelation)[33]. Daraus ergab sich eine hohe Korrelation von 0.79[34]. In der Grenzwertoptimierungskurve errechnete sich für die *AUC* (*Area under ROC*) ein Wert von 0.888. Die Balance von Sensitivität und Spezifität lag bei einem *Cutoff*-Wert von 2.11 bei einer Sensitivität von 90% und einer Spezifität von nur 62% und, etwas aufgewogener bei einem *Cutoff*-Wert von 2.70 mit Sensitivität von 79% und Spezifität von 92%. Immerhin werden bei letzterem *Cutoff* nahezu alle physiologischen Stimmen korrekt als „gesund" erkannt, so dass die Werte insgesamt befriedigend (wenn auch nicht so gut wie bei MARYN et al.) sind.

---

[30] BARTIES et al., 2012: 717.
[31] BARTIES et al., 2012: 717.
[32] BARTIES et al., 2012: 717.
[33] BARTIES et al., 2012: 717.
[34] BARTIES et al., 2012: 717.

Gleichwohl wird der *AVQI* für das Deutsch als „valides und zuverlässiges diagnostisches Mittel für die allgemeine Stimmqualität" bezeichnet, wobei BARTIES et al. vor allen Dingen auf die hohe *Spearman*-Korrelation verweisen (positiver Zusammenhang von H und *AVQI*)[35]. „Robust und zuverlässig" sei die Heiserkeitserkennung mit den objektiven Messungen im Index „mit einer hohen Validität zur auditiv-perzeptiven Beurteilung"[36]. Inwieweit diese positiven Einschätzungen von BARTIES und MARYN zutreffend sind, soll in die abschließenden Überlegungen zu dieser Arbeit einfließen.

7. Schlussfolgerungen

Bezüglich der Ausgangsfrage dieser Arbeit, welche Bedeutung der *AVQI* in Bezug auf die Stimmfunktion habe, lässt sich in jedem Falle konstatieren: eine sehr wichtige. Dies wird paradoxerweise durch die größte Schwäche der *AVQI*-Studie selbst verdeutlicht: So schieden in der Untersuchung BARSTIES et al. (2012) über die Hälfte der als erfahren und hochspezialisiert geltenden Sprachtherapeuten in Tests zur Interbeurteilerzuverlässigkeit aus, da es, trotz des nützlichen Instruments der vereinheitlichenden RBH-Skala, zur Diskrepanzen bei der subjektiven Einschätzung gekommen war. Zwar mag die Einschätzung eines erfahrenen Diagnostikers nach aktuellem Forschungsstand als Goldstandard bei der Dysphoniediagnostik gelten, doch bleibt die Frage im Raum stehen, ab wann ein Diagnostiker als „erfahren genug" gelten kann, damit die gewünschte Präzision erreicht wird. Da dies wiederum praktisch nicht messbar ist und Patienten, Ärzte und Therapeuten in ihrem Berufsalltag eine verlässliche, einheitliche Datenlage benötigen, beinhalten objektive und reproduzierbare elektronische Verfahren eine große Chance, unabhängig vom menschlichen Erfahrungsstand zuverlässig zu messen. Dabei ist vor naiver Zahlen- und Technikgläubigkeit zu warnen, denn – auch das konnte diese Arbeit aufzeigen – mit der Erfassung von Parametern allein ist die Arbeit bei Weitem nicht getan. Insbesondere wird man mit sich mit der Betrachtung von Einzelparametern allein nicht dem Ziel annähern können, die Messungen im Sinne einer Objektivierung zu automatisieren. Solange Einzeldaten erhoben werden, kann dies immer nur einer groben, relativen Orientierung dienen.

---

[35] BARTIES et al., 2012: 718.
[36] BARTIES et al., 2012: 719.

In einem globaleren Zusammenhang kann der Parameter dagegen schnell nutzlos werden.

Keineswegs sollten solche Erkenntnisse aber in Pessimismus umschlagen. So ist etwa der *DSI* schon nach heutigem Forschungsstand ein sehr anerkannter, fein justierter Index, der gute Dienste leistet, wenn es um die Beurteilung der gehaltenen Phonation geht. MARYN et al. erkannten zurecht, dass diese Form der Stimmbeurteilung dem Phänomen einer gestörten Sprechstimme nicht vollends gerecht wird und entwickelten den *AVQI* als einen Index, der das hohe Potential aufweist, Prosodie, Betonung, Pausen, Stimmeinsätze- und Abbrüche und weitere Nuancen der komplexen Sprechstimme alltagsrelevanter zu erfassen. Im Bemühen um eine möglichst ausgewogene Bündelung aussagekräftiger Parameter fügten sie den *CPPs* (*smoothed cepstral peak prominence*) als relativ neuen, aber an anderer Stelle für sehr zuverlässig befundenen, Parameter ein[37].

Im Vergleich mit den Studien zum *DSI* fällt bei MARYN et al. zunächst auf, dass auf eine Korrelation des gut anerkannten *Voice Handycap Index* als subjektive Bewertung des Patienten verzichtet wurde. Gründe hierfür ließen sich nicht ermitteln, doch könnte die Frage aufgeworfen werden, inwieweit ein solcher Einbezug – gerade im Hinblick auf die Alltagsrelevanz des Index – eventuell sinnvoll gewesen wäre, zumal man zu Beginn der Untersuchung schon entsprechende Daten erhoben hatte.

Die Patientenstichprobe von MARYN et al. (2010) war mit 251 Patienten um 136 Teilnehmer kleiner als beim *DSI*. Spätestens bei der Stichprobe von BARTIES et al. (2012) mit nur 61 Patienten muss die Frage nach der statistischen Relevanz aufgeworfen werden. Dasselbe gilt für die Zahl der Stimmbeurteiler. Insbesondere, wenn es um einen dermaßen unpräzisen Faktor wie die „Erfahrenheit" des Beurteilers geht, wäre es sehr wünschenswert gewesen, eine deutlich höhere Zahl als 5 Beurteiler (in beiden Studien) mit der Aufgabe zu betrauen.

Es bleibt festzuhalten, dass die Feinjustierung und statistische Validierung stimmdiagnostischer Indizes eine hochdiffizile Aufgabe ist, bei der unterschiedliche Faktoren sorgfältig geprüft und ausgewertet werden. BROCKMANN-BAUSER

---

[37] vgl. HEMAN-ACKAH, 2003: 333.

verwies auf die Notwenigkeit, schon bei der Erfassung der Parameter Normwerte schaffen und einhalten zu müssen. Dies beinhaltet die verwendete Software und Hardware, die Räumlichkeit der Messung, den Mikrofonabstand sowie eventuell auch das Geschlecht der Probanden. Weiterhin ließe sich hinterfragen, ob auch das Probandenalter grob zu erfassen wäre, um Phänomenen des Stimmbruchs und der Altersstimme gerecht zu werden. Bei der Betrachtung der Einzelparameter ist die Relevanz der jeweiligen Einflussgröße sorgfältig zu untersuchen. Überdies stellt sich die Frage nach der Auswahl von Parameter für die Bündelung in einem Index. Schließlich ist der Index unter Berücksichtigung vorgenannter Problemstellungen statistisch zu validieren. Letztere Schritte sind für jede Sprache einzeln erforderlich, um *Cutoff*-Werte für die Indizes zu erhalten, die von Sprachraum zu Sprachraum variieren. Der enorme Aufwand scheint jedoch, besonders im Kontext der Sprachtherapie, als eine sehr lohnenswerte Ergänzung zu phoniatrischen Untersuchungen wie der Videostroboskopie, um sich dem komplexen Phänomen der menschlichen Sprache in möglichst vielen seiner Facetten nähern zu können. Der *AVQI* erscheint in diesem Sinne als vielversprechender Ansatz zu einer alltagsbezogeneren, objektiveren, absoluteren und letztlich auch verlässlicheren Messung organischer und funktioneller Stimmstörungen, wie auch zur Vereinheitlichung logopädischer Diagnostik in allen Stadien sprachtherapeutischer Intervention.

8. Literatur

Selbständige Publikationen

BERGAUER, Ute et al. *Praxis der Stimmtherapie. Logopädische Diagnostik, Behandlungsvorschläge und Übungsmaterialien.* 3. Auflage. Berlin/Heidelberg: Springer, 2011.

BÖHME, Gerhard. *Sprach-, Sprech-, Stimm- und Schluckstörungen.* Band 1: Klinik. Stuttgart: Fischer, 2003.

HAMMER, Sabine. *Stimmtherapie mit Erwachsenen. Was Stimmtherapeuten wissen sollten.* 5. Auflage. Berlin/Heidelberg/New York: Springer, 2012.

Unselbständige Publikationen

BARSTIES, B. et al. *Der Acoustic Voice Quality Index in Deutsch. Ein Messverfahren zur allgemeinen Stimmqualität.* in: HNO. Vol. 60, No. 8 (2012): 715-720.

BROCKMANN-BAUSER, Meike. *Wie objektiv sind die stimmdiagnostischen Parameter Jitter und Shimmer?* in: Forum Logopädie. Vol. 4 No. 27 (2013): 6-11.

HEMAN-ACKAH, YOLANDA D. *Cepstral Peak Prominence: A More Reliable Measure of Dysphonia.* in: The Annals of Otology, Rhinology and Laryngology. Vol. 112, No. 4 (2003): 324-333.

MARYN, Youri et al. *Acoustic Measurement of Overall Voice Quality: A Meta-Analysis.* in: The Journal of the Acoustical Society of America. Vol. 126, No. 5 (2009): 2619-2634.

MARYN, Youri et al. *Toward Improved Ecological Validity in the Acoustic Measurement of Overall Voice Quality: Combining Continuous Speech and Sustained Vowels.* in: Journal of Voice, Vol. 24, No. 5 (2010): 540-555.

MINNEMA, Winfried et al. *Objektive computergestützte Stimmanalyse mit „Praat".* in: Forum Logopädie, Vol. 4, No. 22 (2008): 24-29.

NAWKA, Tadeus et al. *Objektive Messverfahren in der Stimmdiagnostik.* in: Forum Logopädie. Vol. 4, No. 30 (2006): 14-24.

REYNOLDS, Victoria. *Objective Assessment of Pediatric Voice Disorders With the Acoustic Voice Quality Index.* in: Journal of Voice. Vol. 26, No. 5 (2012): 672.e1-672.e7.

WENDLER, Jürgen et al. *Hoarse Voices – On the Reliability of Acoustic and Auditory Classifications.* in: Proceeding 20th Congress IALP. Vol. 4 (1976). Tokyo: 438-439.

WUYST, F. L. et al. *The Dysphonia Severity Index: An Objective Measure of Vocal Quality Based on a Multiparameter Approach.* in: Journal of Speech, Language, and Hearing Research. Vol. 43, No. 3 (2000): 796-809.